Chronisches Erschöpfungssyndrom (CFS) verstehen und überwinden:

Schlafstörungen bewältigen für gesteigerte Energie und Lebensqualität

Reproduktion, Übersetzungen, Weiterverarbeitung oder ähnliche Handlungen zu kommerziellen Zwecken sowie Wiederverkauf oder sonstige Veröffentlichungen sind ohne die schriftliche Zustimmung des Autors nicht gestattet.

Copyright © 2024 - Mia McCarthy

Alle Rechte vorbehalten.

Chronische Müdigkeit verstehen und besiegen: Dein Schlüssel zu neuer Energie	6
Chronische Müdigkeit: Auf der Spur einer modernen Volkskrankheit	7
Chronische Müdigkeit verstehen: Wann ist Müdigkeit krankhaft?	9
Wenn Erschöpfung zum täglichen Begleiter wird: Chronische Müdigkeit verstehen	11
Gesichter der Erschöpfung: Abgrenzung zu ähnlichen Krankheitsbildern	13
Selbsttest: Ist deine Müdigkeit chronisch?	15
Symptome: Ein Blick auf die Anzeichen der chronischen Müdigkeit	17
Die Wurzeln der Erschöpfung: Ursachen von chronischer Müdigkeit	19
Im Dschungel der Gefühle: Seelische Ursachen der chronischen Müdigkeit	21
Auf den Spuren der physischen Auslöser: Körperliche Ursachen der chronischen Müdigkeit	23
Im Bann der Erschöpfung: Chronische Müdigkeit und ihre Auswirkungen auf den Alltag	26
Auf dem Weg zur Vitalität: Eigeninitiative in der Behandlung von chronischer Müdigkeit	28
20 Tipps für deinen erholsamen Schlaf: Endlich wieder gut schlafen!	30
1. Tipp: Mach es dir bequem: Für einen Schlaf wie auf Wolken	31

2. Tipp: Im Einklang mit deinem inneren Rhythmus 33

3. Tipp: Entspannung durch Rituale und Rotlicht 35

4. Tipp: Dein persönlicher Rückzugsort 37

5. Tipp: Meditation als Schlüssel zur Stressbewältigung 38

6. Tipp: Bewegung für einen erholsamen Schlaf 39

7. Tipp: Genussvoll in die Nacht 40

8. Tipp: Ein klares „Nein" zu Alkohol und Nikotin 42

9. Tipp: Koffein-Sperrstunde für erholsamen Schlaf 43

10. Tipp: Gönn dir einen Powernap statt Winterschlaf 44

11. Tipp: Die Sonne als dein zuverlässiger Rhythmusgeber 45

12. Tipp: Digitale Auszeit für besseren Schlaf - Schalte ab und gönn dir Ruhe 46

13. Tipp: Stilsicherer Schlaf – Dein Dress Code für die Nacht 47

14. Tipp: Clever trinken - Für einen ungestörten Schlaf und eine reibungslose Nachtruhe 48

15. Tipp: Technische Unterstützung für einen sanften Start 49

16. Tipp: Natürliche Schlafmittel erkunden 50

17. Tipp: Wohltuende und beruhigende Düfte 51

18. Tipp: Die Magie eines Aufgeräumten Schlafzimmers für erholsame Nächte 53

19. Tipp: Deine ideale Schlafposition entdecken   55

20. Tipp: Hol dir professionelle Unterstützung für einen erholsamen Schlaf!   57

Schlussgedanken und Ausblick: Dein Weg zu besserem Schlaf   59

Schlaf dich fit: Ein Ratgeber für einen revitalisierenden Schlaf und dauerhaftes Wohlbefinden   60

Chronische Müdigkeit verstehen und besiegen: Dein Schlüssel zu neuer Energie

Bestimmt kennst du auch dieses Gefühl nach einem langen Arbeitstag, wenn du nach Hause kommst und dich einfach nur aufs Sofa kuscheln möchtest? Oder wenn du als Gastgeber einer lebhaften Feier völlig erschöpft bist? Diese Momente, in denen du die Augen schließt, dich entspannst und ein Gefühl der Erleichterung spürst, weil du alles geschafft hast – sie sind unbezahlbar. Doch stell dir vor, diese Müdigkeit bleibt bestehen, und anstatt stolz auf deine Leistungen zu sein, überwiegt die Aussichtslosigkeit, aus diesem Tief allein herauszukommen. Wenn dann auch noch Freunde und Familie nicht verstehen, was du durchmachst, wird die ständige Müdigkeit zu einer wahren Belastungsprobe mit schwerwiegenden Folgen.

Chronische Müdigkeit ist keine Seltenheit mehr. Wissenschaftler erkennen sie mittlerweile als eigenständige Krankheit an, auch wenn die Abgrenzung zu anderen Beschwerden nicht immer eindeutig ist. Selbstreflexion ist jedoch ein entscheidender erster Schritt, um aus diesem Teufelskreis auszubrechen. Aber auch für Angehörige ist der Umgang mit chronischer Müdigkeit nicht einfach.

Egal, ob du selbst betroffen bist oder einen Erkrankten begleitest, dieses E-Book bietet dir einen detaillierten Einblick in das Krankheitsbild der chronischen Müdigkeit. Du wirst wertvolle Tipps erhalten, um aktiv gegen die Beschwerden anzugehen und endlich mit neuer Energie in den Tag zu starten.

Lass uns gemeinsam Wege finden, um dieses herausfordernde Kapitel zu bewältigen und die Lebensqualität zurückzugewinnen. Denn du verdienst es, dich vital und energiegeladen zu fühlen. Bist du bereit für diesen Weg zu neuer Lebensfreude?

Chronische Müdigkeit: Auf der Spur einer modernen Volkskrankheit

Wer kennt das nicht – gelegentliche Müdigkeit nach einem anstrengenden Tag. Das Gefühl, nach körperlicher oder geistiger Arbeit erschöpft zu sein, ist ein ganz normaler Schutzmechanismus unseres Körpers. Doch was, wenn dieses Erschöpfungsgefühl trotz ausreichendem Schlaf nicht mehr verschwindet?

Inmitten des hektischen Alltags bleibt oft wenig Zeit für Regeneration. Der Beruf erfordert ständige Erreichbarkeit, Statussymbole gewinnen an Bedeutung, und der Vergleich mit anderen wird zum täglichen Begleiter. Der Spagat zwischen Familie und Karriere wird für viele zur Herausforderung, vor allem für Frauen. Die ständige Gratwanderung zwischen beruflichen Verpflichtungen und dem Privatleben erklärt, warum chronische Müdigkeit besonders Frauen betrifft.

Die Beschwerden entwickeln sich zu einem Teufelskreis, in dem das Leiden weitere Leiden bedingt. Alltägliche Verpflichtungen lösen Stress aus, die Bewältigung führt zur Erschöpfung. Dennoch erlauben die Erwartungen anderer und der eigene Leistungsanspruch keine Auszeit. Eine Spirale entsteht, die unaufhörlich weitergesponnen wird.

Macht uns unser Alltag krank? Burn-out, vor Jahren noch kaum bekannt, droht mittlerweile zur Volkskrankheit zu werden. Laut einem Bericht des Münchener Instituts für lösungsorientiertes Denken meldeten sich 2011 Arbeitnehmer an 59 Millionen Tagen psychisch krank. Im Vergleich zu 1996 stieg die Zahl um 80%. Experten schätzen die Zahl der Burn-out-Patienten deutschlandweit auf etwa 13 Millionen.

Doch Überforderung beschränkt sich nicht nur auf das Berufsleben. Schon Kinder und Jugendliche zeigen Symptome, wenn auch nicht so drastisch wie Erwachsene. Ein zu hoher Anspruch äußert sich oft durch Leistungsabfall und Resignation in der Schule.

Statistiken zeigen keine spezifische Altersgruppe, die besonders von chronischer Müdigkeit betroffen ist. Jeder Mensch kann darunter leiden, unabhängig von Alter. Forscher haben Schwierigkeiten, genaue Zahlen zu nennen, da zahlreiche Ursachen und das subjektive Empfinden von Müdigkeit eine klare Diagnose erschweren.

Was ist Müdigkeit eigentlich genau? Wie lange gilt der Erschöpfungszustand als normal? Finde mehr heraus im nächsten Kapitel.

Chronische Müdigkeit verstehen: Wann ist Müdigkeit krankhaft?

Um diese Frage zu klären, begeben wir uns auf eine kleine Reise nach China. In der chinesischen Naturphilosophie existiert ein Gegensatz zu allem Existierenden, auch im menschlichen Organismus. Um tagsüber leistungsfähig zu sein, müssen wir unserem Körper ausreichend Ruhe gönnen, um uns von den erlebten Strapazen zu erholen.

Müdigkeit ist ein natürlicher Instinkt des Menschen, vergleichbar mit Hunger, Durst oder Angst. Diese grundlegenden Bedürfnisse schützen uns seit jeher vor Gefahren und setzen Grenzen in unserem Handeln. Wie alle Lebewesen verfügt der Mensch über eine innere Uhr, den sogenannten zirkadianen Rhythmus. Dieser reguliert die Tageszeiten, zu denen unsere Organe am effektivsten arbeiten. Dies zeigt sich besonders deutlich in unserem Schlafverhalten, wo der Mensch tagsüber aktiv ist und sich nachts ausruht.

Dieser Rhythmus wird maßgeblich von Umwelteinflüssen beeinflusst. Im Gegensatz zu anderen Säugetieren sind unsere Augen nicht an die Dunkelheit gewöhnt; wir benötigen Sonnenlicht, um lebenswichtiges Vitamin D zu produzieren. Jedoch gerät dieser natürliche Tagesrhythmus durch den technologischen Fortschritt aus dem Gleichgewicht. Bildschirme von Computern und Fernsehgeräten strahlen blauwelliges Licht aus, das dem Tageslicht ähnelt. Kennst du das? Eigentlich wolltest du schon schlafen gehen, aber nachdem du nochmal in dein E-Mail-Postfach geschaut hast, ist die Müdigkeit wie weggeblasen. Forscher empfehlen daher, mindestens eine Stunde vor dem Zubettgehen keine elektronischen Medien mehr zu nutzen, um einen erholsamen Schlaf zu fördern.

Natürlich gibt es auch andere Ursachen für vorübergehende Erschöpfungszustände, die jedoch nicht zwangsläufig mit einem chronischen Müdigkeitssyndrom in Verbindung stehen. Bei einer Infektion benötigt das Immunsystem zusätzliche Ruhe, um die Bakterien zu bekämpfen. Gleichzeitig verstärkt Bewegungsmangel die Ermüdung. Zu viel Erholung kann den Stoffwechsel verlangsamen und Trägheit verursachen. Müdigkeit ist also im eigentlichen Sinne eine normale, lebensnotwendige Körperreaktion – solange sie nach einer Erholungsphase abklingt und den gewohnten Alltag nicht beeinträchtigt.

Bleib also entspannt und gönn dir die Ruhe, die dein Körper braucht!

Wenn Erschöpfung zum täglichen Begleiter wird: Chronische Müdigkeit verstehen

Lass uns über chronische Müdigkeit sprechen – dieses Gefühl, das weit über normale Müdigkeitsphasen hinausgeht und sich hartnäckig in deinem Alltag festsetzt. Selbst nach einer ausreichenden Menge Schlaf scheint die Schlappheit einfach nicht weichen zu wollen, und das kann einen echten Strich durch die Rechnung machen.

Diese andauernde Erschöpfung kann deinen Alltag erheblich beeinträchtigen, sowohl körperlich als auch emotional. Du spürst nicht nur physische Schmerzen, sondern findest dich auch in einem seelischen Tief wieder. Das Natürliche, das Verlangen nach Ruhe und Erholung, kann oft nicht mehr mit deiner getanen Arbeit erklärt werden. Die Müdigkeit taucht ohne ersichtlichen Grund auf und sorgt für Verwirrung.

Nun, es gibt verschiedene Arten von Müdigkeit, und sie alle haben unterschiedliche Auswirkungen auf dich:

Physische (körperliche) Müdigkeit: Deine Gliedmaßen fühlen sich schwer an, die Augen wollen nicht offen bleiben, und das Bedürfnis nach Schlaf ist ständig präsent. Nach anstrengender körperlicher Arbeit verstärkt sich dieses Gefühl noch.

Affektive (emotionale) Müdigkeit: Du fühlst dich deprimiert, ziehst dich zurück, verspürst wenig Lust auf soziale Aktivitäten und erlebst eine allgemeine Lustlosigkeit. Selbst Dinge, die dir früher Freude bereitet haben, verlieren ihren Reiz.

Kognitive (geistige) Müdigkeit: Dein Denkvermögen schwindet, du bist unentschlossen, kämpfst mit Konzentrationsschwierigkeiten und vergisst vielleicht sogar das ein oder andere. Es fällt dir schwer, Konsequenzen abzuschätzen.

Eine interessante Studie zeigte, dass Menschen, die an chronischer Müdigkeit leiden, diese unterschiedlich wahrnehmen. Während gesunde Teilnehmer Müdigkeit eher mit physischen Symptomen verbanden, erlebten kranke Menschen vor allem kognitive Müdigkeit. Diese Erkenntnis wirft interessante Fragen auf.

Die Diagnose chronischer Müdigkeit ist umstritten, da es viele Parallelen zu anderen Gesundheitsproblemen gibt. Dennoch versuchen Forscher seit 1988 Kriterien aufzustellen. Um als chronisch müde zu gelten, müssen sowohl körperliche als auch seelische Ursachen ausgeschlossen werden, und die Symptome müssen mindestens sechs Monate anhalten.

Diese Müdigkeit ist komplex und beeinträchtigt nicht nur deinen Körper, sondern auch deine Seele. Lass uns gemeinsam verstehen, wie wir damit umgehen können und welche Wege es gibt, die Lebensqualität trotz dieser Herausforderung zu verbessern.

Gesichter der Erschöpfung: Abgrenzung zu ähnlichen Krankheitsbildern

Die Welt der andauernden Trägheit ist facettenreich und geprägt von vielen unterschiedlichen Bezeichnungen. Aufgrund der unspezifischen Symptome ist es nicht immer einfach, chronische Müdigkeit von anderen Krankheitsbildern abzugrenzen. Lass uns einen Blick darauf werfen.

Fatigue Syndrom: Mehr als nur Müdigkeit

Wenn vom Fatigue Syndrom die Rede ist (Fatigue bedeutet müde auf Französisch), liegt diesem Phänomen eine physische Krankheit zugrunde, wie zum Beispiel Krebs. Doch hierbei handelt es sich um eine spezielle Unterart des chronischen Müdigkeitssyndroms. Im Gegensatz zum rein physischen Fatigue Syndrom wird beim chronischen Müdigkeitssyndrom auch seelisches Leiden als Ursache betrachtet.

Verstrickungen mit anderen Krankheitsbildern

Es gibt jedoch Komplikationen und Verstrickungen, die aufzeigen, dass das chronische Müdigkeitssyndrom mit anderen Krankheiten eng verbunden sein kann. Drei davon verdienen besondere Aufmerksamkeit:

Multiple chemische Sensitivität (MCS) – Die Umweltkrankheit: Menschen mit MCS zeigen ähnliche Symptome wie beim chronischen Müdigkeitssyndrom. Ihre Überzeugung, dass äußere Faktoren, wie Umwelteinflüsse, für ihr Leiden verantwortlich sind, kann zu einer regelrechten Schuldzuweisung führen. Die Sorge dieser Patienten ist nicht ganz unbegründet, da die Schädlichkeit von Atomkraftwerken und Lebensmittelzusätzen mittlerweile wissenschaftlich nachgewiesen wurde.

Fibromyalgie – Muskelschmerzen und mehr: Fibromyalgie zeigt sich durchreißende Muskelschmerzen und ähnelt rheumatischen Beschwerden. Morgens fühlen sich Betroffene steif und gerädert, begleitet von Schlafstörungen, Vergesslichkeit und Schmerzen. Die genaue Ursache bleibt trotz ärztlicher Untersuchungen oft im Dunkeln.

Colon irritable – Wenn der Darm rebelliert: Diese psychosomatische Krankheit des Magen-Darmtrakts verursacht stechende, krampfartige Bauchschmerzen, begleitet von Durchfall und Reizdarmsyndrom. Das Colon irritable zeigt starke Parallelen zum chronischen Müdigkeitssyndrom, da unverarbeitete seelische Konflikte zu körperlichen Beschwerden führen.

Gemeinsame Kriterien für den Zusammenhang

Die wissenschaftliche Annahme, dass diese Krankheitsbilder mit dem chronischen Müdigkeitssyndrom in Verbindung stehen, basiert auf gemeinsamen Kriterien:

- Viele Symptome treten gleichzeitig oder gehen ineinander über
- Frauen sind überwiegend betroffen.
- Die Häufigkeit deutet auf genetische Bedingungen hin.
- Wetterfühligkeit ist besonders akut in der dunklen Jahreszeit.
- Psychische Belastung oder Infekte können Auslöser sein.

Die Welt der chronischen Müdigkeit ist komplex, aber das Verständnis für die verschiedenen Facetten ist ein erster Schritt, um Licht ins Dunkel zu bringen. Pass gut auf dich auf!

Selbsttest: Ist deine Müdigkeit chronisch?

Es ist verständlich, dass immer mehr Menschen sich die Frage stellen, ob ihre anhaltende Müdigkeit mehr ist als nur die normale Erschöpfung des Alltags. Die genaue Diagnosestellung fällt oft nicht leicht, aber es gibt bestimmte Anzeichen, die auf ein erhöhtes Risiko hindeuten können. Wenn du bei mehreren der untenstehenden Fragen mit "Ja" antworten kannst, könnte es ratsam sein, professionelle Hilfe in Betracht zu ziehen. Wo du diese Unterstützung finden kannst, erfährst du im weiteren Verlauf.

Hinweis: Dieser Test dient lediglich als Orientierungshilfe und weist auf allgemeine Anzeichen chronischer Müdigkeit hin. Er kann eine medizinische Diagnose nicht ersetzen!

Seit einem halben Jahr habe ich das Gefühl, ständig müde zu sein. Deine Müdigkeit scheint über einen längeren Zeitraum anzuhalten.

Den Beginn meiner Trägheit kann ich ziemlich gut erinnern und auch einen sehr genauen Zeitpunkt nennen. Die Müdigkeit hat einen klaren Anfang, den du genau benennen kannst.

Meine Übermüdung trat plötzlich und ohne Vorwarnung auf. Ein plötzliches und unerwartetes Auftreten der Müdigkeit kann auf chronische Erschöpfung hindeuten.

Bekannte haben sich bereits erkundigt, warum ich mich in letzter Zeit so stark zurückziehe. Das Verhalten fällt deinem sozialen Umfeld auf und wird hinterfragt.

Aus mir unerklärlichen Gründen fühle ich mich oft traurig und bedrückt. Emotionale Veränderungen begleiten deine Müdigkeit.

Aktivitäten, die mir früher Spaß gemacht haben, langweilen mich nun. Interessenverlust könnte mit deiner Müdigkeit verbunden sein.

Es fällt mir schwer, mich zu konzentrieren oder mir Sachen zu merken. Konzentrationsprobleme und Gedächtnisschwierigkeiten sind präsent.

Zeitweise habe ich einen Tinnitus und Schwindelgefühle. Manchmal verschwimmen die Dinge vor meinen Augen. Körperliche Symptome begleiten deine Müdigkeit.

Oft sehne ich mich danach, mich schlafen zu legen. Der Wunsch nach Schlaf dominiert häufig deine Gedanken.
In den vergangenen Monaten habe ich an einem Infekt gelitten. Eine anhaltende Müdigkeit trotz überstandener Infektion kann bedeutsam sein.

Obgleich ich meinem Körper ausreichend Schlaf und Erholung gönne, hält meine Müdigkeit an. Deine Müdigkeit verbessert sich nicht trotz ausreichender Ruhe.

Ich habe Schwierigkeiten, ein- und durchzuschlafen. Schlafprobleme sind Teil deiner Müdigkeitssymptome.

Zusätzlich zu meiner Antriebslosigkeit plagen mich grippeähnliche Beschwerden wie erhöhte Körpertemperatur, migräneartige Kopfschmerzen, Muskelziehen, Rachenentzündungen und geschwollene Lymphknoten. Begleiterscheinungen wie Fieber, Kopfschmerzen und Muskelschmerzen sind vorhanden.

Wenn du viele dieser Aussagen bejahen kannst, ist es ratsam, professionelle Hilfe in Anspruch zu nehmen. Ärzte und Fachleute können weiterführende Untersuchungen durchführen und dir dabei helfen, die Ursachen deiner Müdigkeit besser zu verstehen.

Symptome: Ein Blick auf die Anzeichen der chronischen Müdigkeit

Nachdem wir bereits einige Facetten der chronischen Müdigkeit beleuchtet haben, werfen wir nun einen genaueren Blick auf die Symptome, die mit dieser herausfordernden Erkrankung einhergehen können. Hier sind sie übersichtlich für dich aufgelistet:

Müdigkeit und Antriebslosigkeit: Ein ständiges Gefühl der Erschöpfung begleitet von einem Mangel an Antrieb.

Erkältungserscheinungen: Dazu gehören Kopf- und Halsschmerzen, die oft im Zusammenhang mit der chronischen Müdigkeit auftreten.

Muskel- bzw. Gelenkschmerzen: Schmerzen, die sich auf Muskeln oder Gelenke auswirken können.

Konzentrationsschwierigkeiten und Vergesslichkeit: Schwierigkeiten, sich zu konzentrieren, und ein nachlassendes Gedächtnis.

Trübsal und innere Unruhe: Eine allgemeine Niedergeschlagenheit und das Gefühl von innerer Unruhe.

Panikattacken und Angststörungen: Plötzliche Angstgefühle und intensive Panikattacken.

Resignation und Interessenverlust: Ein Gefühl der Resignation und das Verlieren von Interesse an früheren Hobbys oder Aktivitäten.

Leichte Aggressivität gegenüber Mitmenschen: Ein erhöhtes Maß an Reizbarkeit und Aggressivität gegenüber anderen.

Unruhiger Schlaf: Schwierigkeiten beim Einschlafen oder unruhiger Schlaf während der Nacht.

Mäßiges Fieber: Gelegentlich auftretendes Fieber.

Geschwollene, schmerzende Lymphknoten: Schwellungen und Schmerzen in den Lymphknoten.

Brennende Schleimhäute und Rachenentzündung: Beschwerden in den Atemwegen, einschließlich brennender Schleimhäute und Rachenentzündungen.

Zunehmende Infektanfälligkeit: Ein erhöhtes Risiko für Infektionen. Verschwommenes Sehen sowie Ohrengeräusche: Sehprobleme und Ohrgeräusche, die im Zusammenhang mit der chronischen Müdigkeit stehen können.

Das plötzliche Auftreten dieser Symptome macht eine chronische Müdigkeit wahrscheinlicher. Auch Krankheitsschübe, verstärkte Reaktionen auf äußere Einflüsse und die Abhängigkeit der Beschwerdeintensität von geistiger und körperlicher Aktivität können auf die Erkrankung hindeuten.

Forschern ist es gelungen, physische und psychische Müdigkeit anhand des Auftretens der Symptome zu unterscheiden. Bei einer organisch bedingten Müdigkeit nimmt die Erschöpfung im Laufe des Tages zu, während Menschen mit Depressionen Schwierigkeiten haben, morgens überhaupt aufzustehen. Ruhephasen können bei physischen Ursachen oft zur Besserung beitragen, während seelische Konflikte durch Bettruhe nicht gelöst werden.

Es ist wichtig zu betonen, dass diese Erklärungen dir einen Überblick verschaffen sollen, aber eine professionelle Diagnose nicht ersetzen können. Wenn du dich in den beschriebenen Symptomen wiederfindest, suche bitte Rat bei Fachleuten. Du bist nicht allein, und es gibt Unterstützung für dich.

Die Wurzeln der Erschöpfung: Ursachen von chronischer Müdigkeit

Das Unverständnis Außenstehender gegenüber chronischer Müdigkeit kann frustrierend sein. Gutgemeinte Ratschläge wie "Nimm dir einen Tag frei und schlaf dich aus" übersehen oft die Komplexität dieser Erkrankung. Der Irrglaube, dass zu wenig Schlaf der Hauptauslöser ist, muss entkräftet werden. Tatsächlich resultiert unzureichende Schlafqualität oft aus der Erkrankung selbst – ein Teufelskreis entsteht. Doch was sind die eigentlichen Gründe, wenn Müdigkeit nur die Spitze des Eisbergs ist? Lass uns eintauchen und die verschiedenen Facetten beleuchten.

Schlafmangel als Folge, nicht Ursache

Die verbreitete Annahme, dass Schlafmangel die chronische Müdigkeit auslöst, wird von der Realität überholt. Unzureichende Schlafqualität ist eher ein Resultat der Erkrankung. Die quälende Erschöpfung am Tag führt dazu, dass Betroffene nachts wachliegen, weil sie nicht ausgelastet sind. Hier entsteht der besagte Teufelskreis.

Vielschichtige Auslöser für chronische Müdigkeit

Forscher sind sich einig, dass zahlreiche Faktoren eine chronische Müdigkeit hervorrufen können. Eine sorgfältige Anamnese ermöglicht oft die Identifikation von Ursachen, sei es seelischer oder körperlicher Natur. Doch was sind diese vielschichtigen Auslöser?

Psychische Belastungen: Chronische Müdigkeit kann als Reaktion auf anhaltenden Stress, emotionale Belastungen oder psychische Erkrankungen auftreten.

Körperliche Krankheiten: Unterliegende medizinische Probleme wie Infektionen, Autoimmunerkrankungen oder hormonelle Störungen können eine Rolle spielen.

Umwelteinflüsse: Toxine in der Umwelt, allergische Reaktionen oder Überempfindlichkeit gegenüber bestimmten Substanzen können chronische Müdigkeit verursachen.

Lebensstilfaktoren: Unregelmäßige Schlafmuster, mangelnde körperliche Aktivität und unausgewogene Ernährung tragen oft zur Erschöpfung bei.

Eine individuelle Spurensuche

Die vielschichtigen Ursachen erfordern eine individuelle Spurensuche. Chronische Müdigkeit ist keine einfache Angelegenheit, und die Gründe können von Person zu Person stark variieren. Die Herausforderung besteht darin, die spezifischen Auslöser zu identifizieren, um gezielte Maßnahmen zur Verbesserung der Lebensqualität zu ergreifen.

Lass uns gemeinsam die verborgenen Wurzeln der Müdigkeit erkunden und Wege finden, das Licht am Ende des Tunnels zu entdecken.

Im Dschungel der Gefühle: Seelische Ursachen der chronischen Müdigkeit

Die Last der Seele, die Müdigkeit im Gefolge

Erschöpfung manifestiert sich nicht nur in körperlichen Schmerzen, sondern häufig auch als Resultat unverarbeiteter seelischer Konflikte. In diesem Dschungel der Emotionen ragt das Burn-out-Syndrom hervor, das zunehmend Menschen betrifft. Die ständige Belastung von außen oder selbstauferlegte hohe Ansprüche ziehen einen Teufelskreis nach sich. Das Gedankenkarussell, das auch nachts nicht zum Erliegen kommt, raubt den Betroffenen den dringend benötigten Schlaf. Der Tag danach wird erneut von scheinbar unerfüllbarem Druck beherrscht, und die Spirale der Erschöpfung dreht sich weiter. Sogar kleinen Aufgaben fühlen sie sich nicht mehr gewachsen.

Der Schatten der Seele: Depressionen

Eine weitere häufige seelische Ursache für chronische Müdigkeit sind Depressionen. Menschen mit dieser Erkrankung erleben keine Freude an Aktivitäten oder ihrer Umwelt. Eine anhaltende, drückende Stimmung begleitet sie, und oft scheint das Leben sinnlos. Suizidgedanken sind keine Seltenheit. Die Erschöpfung, die auf die Lustlosigkeit am Sozialleben folgt, führt zu einem monotonen Alltagsrhythmus. Depressive zeigen oft einen niedrigen Serotoninspiegel, dem Glückshormon des Körpers, das auch die Stimmung und Schlafqualität beeinflusst. Ein Mangel an Serotonin kann zu Einschlafproblemen führen.

Der Preis der Euphorie: Manische Zustände

Paradoxerweise kann auch der manische Zustand, geprägt von Euphorie, Ermüdungserscheinungen hervorrufen. Der Körper ist nicht darauf ausgelegt, ständige Euphorie dauerhaft zu verkraften. Manische Patienten, angetrieben von ihrer Hochstimmung, zeigen ein geringes Schlafbedürfnis und einen ausgeprägten Bewegungsdrang. Doch der Körper signalisiert mit Schmerzen, dass dieser Zustand nicht nachhaltig ist.

Familiengeschichten und Persönlichkeitsprofile

Chronische Müdigkeit scheint oft ganze Familien zu erfassen, was auf eine genetische Veranlagung hinweist. Ein bestimmtes Persönlichkeitsprofil, das die Krankheit begünstigt, wird diskutiert. Perfektionisten setzen sich oft zu hohe Ansprüche, was zu Burnout führen kann. Pedantische oder ängstliche Menschen erschweren sich das Leben durch ihren Kontrollzwang und ermüden dabei. Ein weiteres Krankheitsbild, die multiple chemische Sensitivität, ist eng mit dem chronischen Müdigkeitssyndrom verbunden.

Die Wurzeln der Seele: Kindheitstraumata und Suchterkrankungen

Die Ursachen für seelisch bedingte chronische Müdigkeit können bis in die Kindheit zurückreichen. Traumata, sei es durch Gene oder schmerzhafte Erfahrungen, sind häufige Auslöser. Angststörungen stehen oft in Verbindung mit der Krankheit, da das Gehirn die Müdigkeit als Schutzmechanismus nutzt, um intensive Auseinandersetzungen mit dem Trauma zu vermeiden. Doch auch die Beschäftigung mit den Gründen des seelischen Leidens kann erschöpfend sein. Der Körper findet verschiedene Strategien, um seelische Belastungen zu überdecken, wie Suchterkrankungen. Diese führen jedoch erneut zu Müdigkeit und zeigen sich oft als verschleierte Hilferufe.

Chronische Müdigkeit hat viele Facetten, und die seelischen Ursachen sind ein komplexes Puzzle. Lass uns gemeinsam tiefer graben und verstehen, wie die Last der Seele die Müdigkeit formt.

Auf den Spuren der physischen Auslöser: Körperliche Ursachen der chronischen Müdigkeit

Wenn der Körper Signale sendet

Die physischen Ursachen chronischer Müdigkeit sind so vielfältig wie der menschliche Körper selbst. Nicht nur ernsthafte Erkrankungen wie Krebs, Tumore oder bakterielle Infektionen können die Erschöpfung auslösen, sondern auch vermeintlich harmlose Beschwerden, die auf Dauer zur Last fallen. Der Blick in den physischen Ursprungsdschungel enthüllt eine faszinierende Vielfalt.

Essstörungen und Nährstoffmangel: Die Schatten der Selbstzerstörung

Essstörungen, verstanden als ein Kampf gegen den eigenen Körper, zeigen sich als physische Ursachen mit direkter Wirkung. Nährstoffmangel und die Belastung von Organen sind hier zentrale Themen. Doch nicht nur schwerwiegende Grunderkrankungen wie Krebs, Tumore oder bakterielle Infekte stehen im Fokus. Auch scheinbar harmlose Beschwerden, etwa Hauterkrankungen wie Neurodermitis, können aufgrund von quälendem Juckreiz kräftezehrend sein. Hauterkrankungen, insbesondere bei Kindern, tragen zur Müdigkeit bei, sei es durch den Zwang, sich zu kratzen oder diesem zu widerstehen.

Überraschend mag erscheinen, dass ein zu niedriger Testosteronspiegel bei Männern ebenfalls Erschöpfung hervorrufen kann. Die physische Balance und Hormonregulation sind enge Verbündete im Kampf gegen die Müdigkeit.

Die dunkle Seite der Medikamente: Nebenwirkungen als Störenfriede

Die medikamentöse Behandlung vieler Beschwerden erfordert die Einnahme von Medikamenten, die jedoch selbst ermüdende Nebenwirkungen haben können. Beruhigungsmittel, Antidepressiva und Neuroleptika gehören zu den Medikamenten, die chronische Müdigkeit begünstigen können. Selbst die normale Dosis kann Müdigkeit als Nebenwirkung haben, und die Selbstmedikation mit Aufputschmitteln birgt die Gefahr eines erneuten körperlichen Tiefs.

Selbstverschuldete Müdigkeit: Alkohol, Nikotin und ungesunder Lebensstil

Der übermäßige Konsum von Alkohol und die Nikotinsucht tragen zur selbstverschuldeten Müdigkeit bei. Alkohol mag kurzfristig Entspannung und Schlafbereitschaft vermitteln, aber der nächtliche Harndrang und die Schlafstörungen machen sich bald bemerkbar. Ständiger Alkoholmissbrauch kann sogar zu Leberzirrhose führen, die in erster Linie in Form von Müdigkeit in Erscheinung tritt.

Ein ungesunder Lebensstil, sei es durch Rauschmittelkonsum oder einseitige Ernährung, hat weitreichende negative Auswirkungen auf die physische Verfassung. In einer zunehmend von Hektik geprägten Gesellschaft finden viele Menschen Zuflucht in legalen Drogen, um mit dem Druck des Alltags umzugehen. Doch der scheinbare Energieschub endet oft in einem kräftezehrenden Teufelskreis.

Die Last des Alters: Natürliche Müdigkeit im Wandel der Zeit

Die Müdigkeit im Alter wird oft als natürlicher Prozess betrachtet. Während der Körper mit den Jahren an Kraft verliert, signalisiert die Müdigkeit die Notwendigkeit, sich zu schonen. Doch stellt sich die Frage, ob in der modernen Gesellschaft diese Erkenntnis noch akzeptiert wird. Der Druck, sich dem Leistungsanspruch anzupassen, ist nicht nur in jungen Jahren, sondern auch im Alter allgegenwärtig. Altersbeschwerden werden oft aus Scham bekämpft, was zu einem

Teufelskreis aus physischer Erschöpfung und verstärkten Beschwerden führen kann.

Der demografische Wandel: Leistungsdruck im Rentenalter

Der demografische Wandel hat in den letzten Jahren dazu geführt, dass immer mehr Menschen das Rentenalter erreichen. Doch der vermehrte Einsatz älterer Arbeitnehmer bringt auch neue Herausforderungen mit sich. Manche halten dem Leistungsdruck am Arbeitsplatz nicht stand und erleben auch im vermeintlich ungewöhnlichen Alter von Burn-out-ähnlichen Zuständen. Andere möchten sich vor der Jugend keine Blöße geben und geraten in ein kräftezehrendes Hamsterrad.

Wetterfühligkeit und klimatische Einflüsse: Das Wechselspiel von Sonne und Regen

Der Körper reagiert unterschiedlich auf Wetterumschwünge. Graue, verregnete Tage führen bei vielen Menschen zu Trägheit, während Schwüle und hohe Luftfeuchtigkeit den Sauerstoffanteil in der Luft verringern und Müdigkeit auslösen können. Der Körper, der sich an klimatische Bedingungen anpasst, führt zu körperlichen Beschwerden, insbesondere bei Wetterwechseln. Schwüle wird dabei besonders als belastend empfunden, da sie den Sauerstoffanteil in der Luft verringert und zu Müdigkeit führen kann.

Chronische Müdigkeit hat viele Gesichter, und die physischen Ursachen bilden ein komplexes Puzzle. Jeder Mensch ist ein individuelles Mosaik, und die Untersuchung jedes Einzelnen ist notwendig, um die genaue Problematik zu verstehen. In einer Welt, in der sich die Müdigkeit in vielen Facetten zeigt, bleibt die chronische Müdigkeit eine herausfordernde Erkrankung, deren Lösung oft von vielen unbekannten Faktoren abhängt. Es ist an der Zeit, die Rätsel des Körpers zu entschlüsseln und Wege zu finden, um die physische Erschöpfung zu überwinden.

Im Bann der Erschöpfung: Chronische Müdigkeit und ihre Auswirkungen auf den Alltag

Der Teufelskreis der Erschöpfung

Es scheint, als sei die Diagnose chronische Müdigkeit ein Rätsel für Mediziner, denn das Krankheitsbild verwebt sich oft mit anderen Symptomen. Die Betroffenen finden sich in einem Teufelskreis wieder, in dem eine Beschwerde die nächste herausfordert. Ein Beispiel dafür ist Übergewicht, das nicht nur aufgrund eingeschränkter Beweglichkeit Müdigkeit verursacht, sondern auch durch Schnarchen und Atemprobleme den Schlaf raubt. Ein unheilvoller Kreislauf, der Bewegungsmangel und Gewichtszunahme weiter vorantreibt.

Seelische Beschwerden und ihre Auswirkungen

Seelische Beschwerden können die Auswirkungen noch verschärfen. Akute Konzentrationsschwäche kann zur Arbeitsunfähigkeit führen, insbesondere bei körperlich arbeitenden Menschen. Der bürokratische Kampf mit der Krankenkasse wird zur Belastungsprobe, und viele Ärzte sind überfordert, entweder ohne klaren Befund oder mit dem Stempel psychischer Störungen. Die Unsicherheit und Ablehnung seitens der Gesellschaft prägen das Bild der chronischen Müdigkeit.

Gesellschaftliche Ablehnung und Isolation

Die gesellschaftliche Ablehnung, sei es durch Fachleute oder im sozialen Umfeld, führt zu einschneidenden Veränderungen im Leben der Betroffenen. Herablassende Sätze wie "Stell dich nicht so an" oder "Du simulierst doch nur" hinterlassen tiefe Wunden und führen zur sozialen Isolation. Der Rückzug ist oft unausweichlich, doch er macht einsam und trägt zur Unzufriedenheit bei. Beziehungen zerbrechen unter dem Druck, und Einsamkeit wird zum ständigen Begleiter.

Selbstzweifel und der Wunsch nach Verständnis

Mit der Zeit schleichen sich Selbstzweifel ein. Die Frage, ob die Müdigkeit wirklich krankhaft ist oder nur eingebildet, wird zur Qual. Der paranoide Glaube, von der Umwelt zurückgesetzt zu werden, verstärkt die Müdigkeit weiter. Manche sehnen sich nach einer handfesten Diagnose, um ihr Leiden zu beweisen. Doch selbst wenn eine körperliche Krankheit diagnostiziert wird, bleibt die chronische Müdigkeit oft zermürbender.

Ein komplexes Krankheitsbild ohne einheitliche Definition

Die Diagnose chronische Müdigkeit stellt Ärzte vor Herausforderungen, und die Hürden für Betroffene hören hier nicht auf. Es existieren keine einheitlichen Definitionen oder festgelegten Behandlungsrichtlinien. Das Leiden der Betroffenen ist komplex, schwer messbar und oft schwer nachvollziehbar.

Den Mut nicht verlieren: Gemeinsam Wege finden

Trotz der scheinbaren Ausweglosigkeit ist es entscheidend, den Mut nicht zu verlieren. Ein enges Vertrauensverhältnis zwischen Arzt und Patient bildet die Grundlage für den Weg zur Besserung. Gemeinsam können individuelle Therapieansätze entwickelt werden, um die vielschichtige Herausforderung der chronischen Müdigkeit zu bewältigen.

Auf dem Weg zur Vitalität: Eigeninitiative in der Behandlung von chronischer Müdigkeit

Die Macht der Selbstreflexion

Wenn die Last der chronischen Müdigkeit auf deinen Schultern ruht, liegt die Schlüssel zur Veränderung oft in deinen eigenen Händen. Abgesehen von organischen Krankheiten, die eine umfassende medizinische Betreuung erfordern, gibt es viele Fälle, in denen die Müdigkeit Ergebnis eines ungesunden Lebensstils ist. Jetzt ist es an der Zeit, die Initiative zu ergreifen und aktiv gegen die Mattigkeit anzugehen.

Selbstakzeptanz als erster Schritt

Der Weg zur Besserung beginnt mit der ehrlichen Selbstreflexion. Akzeptiere die Tatsache, dass chronische Müdigkeit ein ernstzunehmendes Problem ist, und sei bereit, dich seelischen Konflikten zu stellen. Nur wenn du einsichtig bist, kannst du eine erfolgreiche Ursachenforschung betreiben. Dieser erste Schritt ist entscheidend, bevor du dich auf eine mögliche Behandlung festlegst. Ohne das Wissen darüber, was deine Müdigkeit auslöst, wird jede Therapie ins Leere laufen.

Gemeinsam stark: Die Rolle von Vertrauenspersonen

Ob du deinem Hausarzt dein Vertrauen schenkst oder den Weg der Selbstreflexion alleine beschreitest, bleibt dir überlassen. Eine neutrale Perspektive von außen kann jedoch durchaus nützlich sein. Der Blick einer vertrauenswürdigen Person kann Klarheit in deine Gedanken bringen und dir helfen, die Ursachen besser zu verstehen.

Ursachenforschung als Schlüssel zur Besserung

Bevor du Maßnahmen ergreifst, um deine Müdigkeit zu behandeln, nimm dir Zeit für eine gründliche Ursachenforschung. Identifiziere mögliche Auslöser, sei es beruflicher Stress, zwischenmenschliche Konflikte oder Lebensgewohnheiten. Diese Erkenntnisse bilden die Basis für gezielte Veränderungen.

Einfache Veränderungen im Alltag

Je nach den identifizierten Ursachen können schon einfache Veränderungen im Alltag eine positive Wirkung entfalten. Vielleicht erfordert es eine bessere Stressbewältigung, regelmäßige Pausen während der Arbeit oder eine angepasste Schlafhygiene. Ein bewussterer Umgang mit Ernährung und Bewegung kann ebenfalls einen bedeutenden Beitrag leisten.

Selbstfürsorge als Lebenselixier

Die Reise zur Überwindung von chronischer Müdigkeit ist individuell und erfordert Geduld. Selbstfürsorge ist dabei das Lebenselixier. Nimm dir Zeit für Entspannung, finde Aktivitäten, die dir Freude bereiten, und pflege soziale Beziehungen. Eine ausgewogene Lebensweise, die sowohl Körper als auch Geist stärkt, bildet das Fundament für anhaltende Vitalität.

Fazit: Dein Weg zu mehr Energie

Die Behandlung von chronischer Müdigkeit beginnt bei dir selbst. Durch Selbstakzeptanz, offene Kommunikation mit Vertrauenspersonen und eine gründliche Ursachenforschung legst du den Grundstein für eine erfolgreiche Therapie. Einfache Veränderungen im Alltag und kontinuierliche Selbstfürsorge sind Schlüsselkomponenten auf dem Weg zu mehr Energie und Wohlbefinden.

20 Tipps für deinen erholsamen Schlaf: Endlich wieder gut schlafen!

Liegst du auch wieder stundenlang wach im Bett und zählst Schäfchen? Du gehörst nicht allein – viele Menschen haben Schwierigkeiten, in den Schlaf zu finden. Aber keine Sorge, ich habe hier 20 Tipps und Tricks, die dir helfen werden, bald wieder zu schlafen wie ein Baby.

Die Gründe für schlaflose Nächte sind vielfältig. Schwangerschaft, hormonelle Veränderungen, Wechseljahre, Alter, Stress und sogar psychische oder chronische Krankheiten können alle Einfluss auf unseren Schlaf haben. Doch bevor wir uns den Tipps widmen, lassen uns kurz anschauen, warum Schlaf so wichtig ist und welche gesundheitlichen Folgen Schlafprobleme haben können.

Schlaf ist nicht nur gesund, er ist lebensnotwendig. Während wir schlafen, verarbeitet unser Gehirn die Ereignisse des Tages, und unser Körper erholt sich. Eine wichtige Rolle spielt dabei die Entgiftung, die Freie Radikale eliminiert und damit schweren Krankheiten vorbeugt. Schlafmangel macht uns müde, unmotiviert und beeinträchtigt unsere Konzentration. Zudem beeinflusst er den Stoffwechsel und die Reaktion des Körpers auf Insulin, was langfristig zu Gewichtsproblemen und sogar Diabetes führen kann.

Aber genug der Theorie – lass uns zu den Tipps kommen, damit du endlich wieder erholt schlafen kannst. Denn Schlafprobleme sind ernstzunehmend und verdienen Aufmerksamkeit. Legen wir los und machen Schlaf zu deinem neuen Verbündeten für Gesundheit und Wohlbefinden!

1. Tipp: Mach es dir bequem: Für einen Schlaf wie auf Wolken

Hast du schon mal darüber nachgedacht, wie wichtig eine gute Vorbereitung für fast alles im Leben ist? Das trifft besonders auf einen erholsamen Schlaf zu. Wenn du dein Schlafzimmer in ein echtes Schlafparadies verwandelst und eine entspannte Schlafroutine etablierst, hast du die halbe Schlacht schon gewonnen. Schau mal, dass dein Schlafzimmer nicht zur Rumpelkammer verkommt. Wenn du dich zwischen Wäschebergen, Bügelbrettern und Kinderspielzeug nicht wohlfühlen kannst, wird das definitiv einen negativen Einfluss auf deinen Schlaf haben.

Ist dein Bett einladend genug? Die Kissen schön kuschelig und die Bettdecke nicht zu schwer? Es gibt keine festen Regeln – alles hängt von deinen persönlichen Vorlieben ab. Baue dir dein Nest so, dass du es kaum erwarten kannst, dich abends hin einzukuscheln.

Übrigens, Licht und Dunkelheit spielen eine entscheidende Rolle beim Schlafen. Unser Körper ist darauf programmiert, bei Dunkelheit zur Ruhe zu kommen. Dunkelheit unterstützt den natürlichen 24-Stundenrhythmus und fördert die Produktion von Melatonin, dem Schlafhormon. Deshalb: Licht aus! Das betrifft auch leuchtende Lichtquellen wie Radiowecker oder Handys – am besten so drehen, dass kein Licht auf die Augenlider fällt.

Wusstest du, dass auch die Raumtemperatur einen Einfluss auf deinen Schlaf hat? Experten empfehlen eine kühle Raumtemperatur unter 21°C für einen angenehmen Schlaf. Wenn du deinen Schlaf verbessern möchtest, sorge dafür, dass es so leise wie möglich ist. Klar, in der Stadt kann es schwierig sein, alle Geräusche zu eliminieren. Aber mit ein bisschen technischer Hilfe, wie schweren Fensterläden oder guten alten Ohrstöpseln, kannst du den Lärm draußen halten.

Mach es dir also gemütlich, sorge für Dunkelheit, halte die Temperatur angenehm kühl und reduziere den Lärm – und schon bist du auf dem besten Weg in Richtung Schlummerland. Gute Nacht!

2. Tipp: Im Einklang mit deinem inneren Rhythmus

Dein Schlafplatz ist jetzt ein echtes Schlafparadies, die Temperatur ist perfekt und es ist dunkler als auf der Rückseite des Mondes. Jetzt widmen wir uns dem nächsten Schlüsselelement: deinem Schlafrhythmus. Schon Shakespeare wusste: "Wie so sauer wird Musik, so süß sonst, wenn die Zeit verletzt und das Verhältnis nicht geachtet wird." Dem können wir nur zustimmen, aber lass uns das Ganze vertiefen.

Ein fester Schlafrhythmus macht das Schlafen zur Leichtigkeit. Es geht vor allem darum, zur richtigen Zeit ins Bett zu gehen. Späte Nächte und frühes Aufstehen sind nicht nur ungesund, sondern können deinen Schlafrhythmus durcheinanderbringen. Setze dir feste Schlafens- und Aufstehzeiten – auch am Wochenende. Ein solider Zeitplan macht den Nachtschlaf enorm effektiver. Am Anfang mag es eine Herausforderung sein, deinen Körper an einen neuen Rhythmus zu gewöhnen, aber bleib dran! Wenn du gewohnt bist, bis in die frühen Morgenstunden wach zu bleiben, erwarte nicht, dass du plötzlich um 22 Uhr ins Bett gehst. Gib deinem Körper Zeit, sich anzupassen.

Und wenn du mal nicht gleich einschlafen kannst, keine Sorge! Nach 15 Minuten ohne Erfolg, steh auf, wechsle den Raum und widme dich einer entspannenden Tätigkeit wie Lesen. Wenn du spürst, dass du ruhiger wirst und die Augenlider schwerer, versuche es erneut mit dem Schlafen.

Schichtarbeit? Kein Problem!

Für diejenigen, die in Schichten arbeiten, sei es als Arzt, Polizist, Feuerwehrmann oder Krankenschwester, gestaltet sich der Schlaf oft als Herausforderung. Unregelmäßige Arbeitszeiten können zu Schlafproblemen und Erschöpfung führen. Hier sind ein paar Tipps:

1. Vermeide fortlaufende Nachtschichten so gut wie möglich. Ein gemischter Schichtplan mit Wechsel zwischen Morgen-, Abend- und Nachtschichten ist ideal.

2. Halte deine Schlaf-Routine stabil, um negative Auswirkungen zu minimieren.

3. Nutze helles Licht während der Arbeit, um wach und aufmerksam zu bleiben, und trage auf dem Heimweg eine Sonnenbrille, um dich auf den Schlaf vorzubereiten.

4. Kontrolliere deinen Kaffeekonsum, besonders vor Schichtende, um das Schlafmuster nicht zu stören.

5. Zuhause unterstützt eine kooperative Familie mit begrenzten Anrufen und Besuchen deine Chancen auf einen erholsamen Schlaf.

Bleib am Ball, finde deinen Rhythmus und schlafe wie ein Baby!

3. Tipp: Entspannung durch Rituale und Rotlicht

Wir haben nun den perfekten Ort und Zeitpunkt für deine Nachtruhe gefunden. Jetzt geht es darum, wie du deinen Körper am besten darauf vorbereitest. Wenn das Einschlafen eine Herausforderung ist, sind regelmäßige Rituale eine bewährte Methode. Der Schlüssel liegt dabei in der Entspannung. Statt dich im Vorfeld verrückt zu machen, ist es hilfreich, deinem Körper zu helfen, sich behutsam in den Schlaf gleiten zu lassen.

Was du allerdings NICHT als Ritual betrachten solltest: Aktivitäten, die dich aufregen oder stimulieren. Wenn du ans Fernsehen, Facebook oder Surfen im Internet denkst, sei gewarnt – der Sandmann könnte wieder mal vorbeigehen. Studien haben gezeigt, dass Elektrogeräte, Internet, Fernsehen und andere Medien einen negativen Einfluss auf den Schlaf haben können. Sie regen den Geist an, anstatt ihn zu entspannen. Zudem stört das vorwiegend blaue Licht der Bildschirme unsere biologische Uhr. Stattdessen ist es ratsam, das Licht vor dem Schlafengehen zu dimmen oder rötliche Lichtquellen zu verwenden, da rotes Licht den geringsten Einfluss auf unsere innere Uhr hat.

Für eine bessere Entspannung solltest du dich eher für Tätigkeiten entscheiden, die Körper und Geist zur Ruhe kommen lassen. Ein Buch lesen, den Tag im Tagebuch Revue passieren lassen oder ein entspannendes Bad mit ätherischen Ölen genießen – all das unterstützt das Gehirn dabei, sich auf die bevorstehende Ruhephase vorzubereiten. Auch ein gemütlicher Spaziergang nach dem Abendessen hat eine beruhigende Wirkung auf den Körper. Hier ist nicht von Jogging oder Walking die Rede, sondern von einem einfachen, entspannten Spaziergang. Ein längerer Abendspaziergang fördert die Verdauung, gibt Raum für die Planung und Priorisierung kommender Aufgaben und hat sogar positive Auswirkungen auf Beziehungen. Und, nicht zu vergessen, es macht meistens auch noch richtig Spaß: Sex. Der Höhepunkt schaltet den Teil des Gehirns aus, der für

Emotionen wie Angst und Nervosität verantwortlich ist. Das Ergebnis? Eine sofortige Tiefenentspannung, die dich rasch in die Arme von Morpheus gleiten lässt.

4. Tipp: Dein persönlicher Rückzugsort

Hier ist die klare Ansage: Dein Bett ist ausschließlich für zwei Dinge vorgesehen – Schlaf und Intimität. Lass keine anderen Aktivitäten wie Arbeiten oder Fernsehen dein Bett dominieren. Das schafft Klarheit für deinen Geist: Bett bedeutet Schlaf oder Intimität. Und, ach ja, dein Bett sollte so gemütlich wie möglich sein. Wenn du ständig mit einem schmerzenden Rücken oder einem steifen Nacken aufwachst, wird es höchste Zeit, über neue Kissen oder vielleicht sogar eine neue Matratze nachzudenken.

Dein Bett ist mehr als nur ein Möbelstück – es ist dein persönlicher Rückzugsort, dein Zufluchtsort für Entspannung und Zweisamkeit. Behandle es entsprechend und gönn dir den Schlaf, den du verdienst.

5. Tipp: Meditation als Schlüssel zur Stressbewältigung

Wenn es schwerfällt, die Herausforderungen des Tages loszulassen oder permanent von Sorgen geplagt wird, ist es an der Zeit, die Kontrolle über deine Gedanken und Emotionen zurückzugewinnen. Beklemmungsgefühle, Stress oder Ärger können deinen Schlaf empfindlich stören. Wenn du mit diesen Problemen kämpfst, gilt es, die Ursachen zu identifizieren und Strategien zu entwickeln, um ihre Auswirkungen auf deinen Schlaf zu minimieren.

Die Jahrtausende alte Praxis der Meditation, bekannt seit den Zeiten Buddhas und von Persönlichkeiten wie dem Dalai Lama als Mittel der Reflexion, Konzentration und Entspannung populär gemacht, kann hier eine transformative Rolle spielen. In der westlichen Welt wird Meditation zunehmend genutzt, um sich zu entspannen und den Geist von den Strapazen des täglichen Stresses zu befreien.

Die positiven Auswirkungen von Meditation auf Körper und Geist sind vielfältig, insbesondere wenn sie vor dem Schlafengehen praktiziert wird. Meditation verlangsamt Körper und Geist so sehr, dass du auf natürliche Weise in den Schlaf fällst, ohne dich dazu zwingen zu müssen. Diejenigen, die vor dem Schlafengehen meditieren, berichten von einem tieferen, längeren und erholsameren Schlaf, der sie mit guter Laune und frischer Energie am Morgen erwachen lässt.

Tauche ein in die Welt der Meditation und lass den Stress des Tages hinter dir, um jede Nacht in Ruhe und Ausgeglichenheit zu genießen.

6. Tipp: Bewegung für einen erholsamen Schlaf

Sportliche Betätigung ist nicht nur der Schlüssel zu einem fitten Körper, sondern auch zur allgemeinen Gesunderhaltung. Und weißt du was? Sie ist auch ein echter Problemlöser, wenn es um Schlafprobleme geht. Die Experten sind sich einig: Vor allem Ausdauertraining hat eine erhebliche Wirkung auf die Qualität und Dauer des Schlafs. Stell dir vor, nur 30 Minuten Aerobic am Tag können dich am Abend so richtig erschöpft fühlen lassen, und du wirst weniger Schwierigkeiten haben, in den Schlaf zu finden.

Wenn du bisher das entspannte Leben einer Couch-Potato geführt und dem Sport die kalte Schulter gezeigt hast, kein Problem. Steig langsam ein und übernimm dich nicht gleich am ersten Tag. Setz dir realistische Ziele, um dich selbst nicht zu demotivieren und nach kurzer Zeit wieder aufzugeben. Die Nationale Schlafstiftung in den USA empfiehlt, dass Ausdauertraining am besten morgens oder am frühen Nachmittag stattfinden sollte, um die besten Auswirkungen auf den Schlaf zu erzielen.

Aber aufgepasst: Trainingseinheiten kurz vor dem Schlafengehen sind kontraproduktiv. Während des Trainings schüttet der Körper Adrenalin und Noradrenalin aus, was ihn stimuliert, den Herzschlag beschleunigt und die Körpertemperatur ansteigen lässt. Es dauert mindestens vier Stunden, bis der Körper nach dem Training wieder auf Normaltemperatur abkühlt und der Herzschlag sich beruhigt. In dieser Zeit sendet das Gehirn Signale zur Ausschüttung von Melatonin, dem schlaffördernden Hormon. Etwa vier Stunden nach dem Training setzt das Gefühl von Schläfrigkeit ein.

Also, hoch vom Sofa, raus an die frische Luft und beweg dich für einen besseren Schlaf!

7. Tipp: Genussvoll in die Nacht

Wenn du die letzte Mahlzeit des Tages zum Highlight machst, könnte das für einen erholsamen Schlaf kontraproduktiv sein. Hier gleich zwei Probleme auf einmal: Du gefährdest nicht nur deinen Schlaf, sondern auch deine Gesundheit. Die Experten raten dazu, drei Stunden vor dem Schlafengehen nichts mehr zu essen. Denn zu viel, zu scharf oder zu süß kann die Qualität deines Schlafs beeinträchtigen und dazu führen, dass du am Morgen müde und ausgelaugt aufwachst. Warum? Weil dein Körper Energie benötigt, um die Nahrung zu verdauen, anstatt sich zu entspannen und von den Anstrengungen des Tages zu erholen. Zusätzlich besteht das Risiko einer erheblichen Gewichtszunahme, da der Körper während des Schlafs die aufgenommene Energie nicht verbrennt. Die überschüssige Energie landet direkt in den Fettzellen.

Aber das ist noch nicht alles – Sodbrennen könnte ebenfalls auf dich lauern, vor allem wenn du dich direkt nach dem Essen hinlegst. Saurer Mageninhalt kann in die Speiseröhre aufsteigen und ein unangenehmes Brennen in der Brust verursachen. Das ist nicht nur extrem ungesund, sondern hindert dich auch daran, dich richtig zu entspannen, was dem Schlaf abträglich ist.

Hier sind einige Speisen und Getränke, die du unbedingt vermeiden solltest:

- Wein und andere alkoholische Getränke
- Kaffee
- Schokolade
- Hühnerfleisch
- Curry
- Energy-Drinks
- Junk Food

Aber es gibt auch Lebensmittel, die deinen Schlaf fördern können, besonders aufgrund ihres hohen Tryptophan-Gehalts. Diese Aminosäure regt die Ausschüttung des Glückshormons Serotonin an, was beruhigend auf den Geist wirkt. Dazu gehören Milch, Jasminreis, Kirschen, Bananen und Putenfleisch.

Darüber hinaus können bestimmte Nahrungsergänzungsmittel helfen, deinen Körper auf die Nachtruhe vorzubereiten. Lass uns kurz drei davon besprechen:

Magnesium: Viele Menschen leiden unter Magnesiummangel, was potenzielle Gesundheitsrisiken birgt. Magnesium ist ein Mineral, das den Muskeln ermöglicht, sich durch den Abbau von Kalzium zu entspannen. Es hat sich als effektiv in der Behandlung von Schlaflosigkeit erwiesen und hilft, den Körper in einen entspannten Zustand zu versetzen. Wenn du es 30 bis 45 Minuten vor dem Schlafengehen einnimmst, kann Magnesium seine volle Wirkung entfalten.

Krill-Öl: Dieses Öl, reich an Omega-3-Säuren, fördert nicht nur eine bessere Stimmung, sondern reduziert auch Stress und Depressionen. Im Gegensatz zu Zucker, der den Blutzucker sinken lässt und uns hungrig im Bett zurücklässt, bieten Fette eine stabile Energiequelle für das Gehirn während des Schlafs. Krill-Öl ist hierbei besonders nützlich.

Roher Honig: Selbst im Schlaf benötigt das Gehirn Energie, um ordentlich zu funktionieren. Es bedient sich dazu des im Zucker enthaltenen Glykogens, das in der Leber gespeichert wird. Eine kleine Menge zusätzlichen Zuckers in Form von rohem Honig vor dem Schlafengehen kann vorteilhaft sein. Achte darauf, echten Honig zu verwenden, der bei Raumtemperatur fast fest wird. Honig hilft, den Blutzucker in der Nacht auf einem ausgewogenen Pegel zu halten, damit du morgens nicht lethargisch und schlecht gelaunt erwachst.

8. Tipp: Ein klares „Nein" zu Alkohol und Nikotin

Wenn ich von Drogen spreche, meine ich nicht die Rauschmittel, die aus gutem Grund verboten sind und absolut tabu sein sollten. Hier geht es um Alkohol und Nikotin. Nach einem anstrengenden Tag belohnen sich viele Menschen gerne mit einem Schluck Alkohol. Das liegt vor allem daran, dass Alkohol tatsächlich entspannend wirkt und dabei hilft, Stress abzubauen. Alkohol hat sogar den Ruf, einschläfernd zu sein, jedoch hält dieser Effekt nur kurz an. Im Schlaf baut der Körper den Alkohol ab, was zu Schlafunterbrechungen führen kann. Außerdem wirkt Alkohol harntreibend, und nicht selten muss man nachts aufstehen, um dem Ruf der Natur zu folgen.

Ein unterbrochener Schlaf ist jedoch nicht viel besser als gar kein Schlaf. Studien haben gezeigt, dass Alkohol dabei helfen kann, schneller einzuschlafen und tiefer zu schlafen. Gleichzeitig wurde jedoch festgestellt, dass die sogenannte REM-Phase (Tiefschlafphase) empfindlich gestört wird und die Traumphase verkürzt wird. Die Unterbrechung der REM-Phase führt dazu, dass wir uns tagsüber müde fühlen und uns schlecht konzentrieren können.

Nikotin ist ein Nervengift mit stimulierender Wirkung auf Gehirn und Körper. Wer vor dem Schlafengehen raucht, regt den Körper also an, anstatt ihn zur Ruhe kommen zu lassen. Dass sich dies negativ auf den Schlaf auswirkt, versteht sich von selbst. Daher ist es ratsam, auf Alkohol und Nikotin vor dem Zubettgehen zu verzichten, um einen erholsamen Schlaf zu fördern.

9. Tipp: Koffein-Sperrstunde für erholsamen Schlaf

Koffein, berühmt für seine wachhaltende Wirkung, findet sich in zahlreichen Getränken wie Kaffee, Cola, Tee und anderen Erfrischungsgetränken. Im Laufe des Tages kann es uns bis zur Hyperaktivität antreiben. Koffein ist ein stimulierendes Mittel für das zentrale Nervensystem, das die Konzentration steigert und einen Energieschub verleiht. Daher ist Kaffee ein ideales Getränk am Morgen, um frisch in den Tag zu starten.

Die Kehrseite der Medaille ist jedoch, dass Koffein eine Halbwertszeit von fünf bis sechs Stunden hat. Dies ist die Zeit, die der Körper benötigt, um die Hälfte des aufgenommenen Koffeins abzubauen. Das bedeutet, dass es wichtig ist, eine Art Koffein-Sperrstunde einzuführen. Einen erholsamen Schlaf kann man kaum erwarten, wenn aufputschende Substanzen noch im System sind. Wer ab 14 Uhr weitestgehend auf Koffein verzichtet, geht auf Nummer sicher.

Für diejenigen, die den Geschmack von Kaffee lieben und nicht darauf verzichten möchten, empfiehlt sich entkoffeinierter Kaffee, der genauso schmeckt, aber nicht die gleichen aufputschenden Wirkungen hat wie herkömmlicher Kaffee.

10. Tipp: Gönn dir einen Powernap statt Winterschlaf

Tipp: Gönn dir einen Powernap statt Winterschlaf!
Ein kleines Nickerchen am Nachmittag kann wahre Wunder wirken – und das ohne in den Winterschlaf zu verfallen! Tatsächlich fördert ein kurzer Powernap die Konzentration und verleiht dir einen erfrischenden Energieschub. Aber Achtung, hier kommt die Kunst des richtigen Timing ins Spiel!

Es ist absolut in Ordnung, sich am Nachmittag eine kurze Auszeit zu gönnen, solange du die Dauer deines Nickerchens im Blick behältst, besonders wenn der Tag schon fortgeschritten ist. Übermäßiges Schlummern am Nachmittag kann nämlich zu Schlafproblemen in der Nacht führen. Die optimale Zeit für ein Powernap liegt zwischen 10 und 30 Minuten. In dieser Zeitspanne hast du die besten Chancen, abends zur normalen Zeit friedlich einzuschlafen.

Hier kommt der Clou: Probiere mal einen sogenannten Powernap aus. Trinke vorher eine Tasse Kaffee und lege dich dann für 15 Minuten hin, um zu schlafen. Warum das? Nun, Koffein benötigt etwa 15 Minuten, um seine aufmunternde Wirkung im Körper zu entfalten. Wenn du während dieser Zeitspanne schläfst, lädst du deine Batterien auf und hilfst deinem Gehirn, sich nach dem Nickerchen wieder optimal zu konzentrieren.

Mag auf den ersten Blick absurd erscheinen, sich hinzulegen, nachdem man einen Kaffee getrunken hat, aber es funktioniert tatsächlich. Also, nutze die Kraft des Powernaps, um deinem Tag einen Kick zu verleihen, ohne die Nachtruhe zu beeinträchtigen. Du wirst überrascht sein, wie effektiv und erfrischend diese kurzen Auszeiten sein können!

11. Tipp: Die Sonne als dein zuverlässiger Rhythmusgeber

Die Sonne ist nicht nur ein wundervoller Anblick am Himmel, sondern auch ein Schlüssel für einen gesunden Schlaf-Wach-Rhythmus. Dein Körper sehnt sich nach diesem natürlichen Gleichgewicht, und die Sonne kann dabei eine entscheidende Rolle spielen, um dieses harmonische Zusammenspiel zu unterstützen.

Besonders der Sonnenuntergang, wenn das Licht nachlässt, beeinflusst positiv die Zirbeldrüse. Diese kleine, aber mächtige Drüse im Gehirn reagiert auf die abnehmende Helligkeit und setzt das Schlafhormon Melatonin frei. Dieses natürliche Signal hilft deinem Körper, sich auf die bevorstehende Nachtruhe vorzubereiten.

Aber das ist noch nicht alles! Die Sonne ist auch eine Quelle für das lebenswichtige Vitamin D. Wenn die Sonnenstrahlen deine Haut berühren, beginnt dein Körper mit der Produktion dieses Vitamins. Vitamin D spielt eine entscheidende Rolle bei der Stärkung der Knochen, unterstützt ein robustes Immunsystem und trägt dazu bei, deinen Körper vor schwerwiegenden Krankheiten zu schützen.

Also, liebe die Sonne und lass sie in dein Herz strahlen! Ein Spaziergang im Freien, vor allem am Abend, kann nicht nur deinen Schlaf verbessern, sondern auch deinem Körper einen Schub an Wohlbefinden und Gesundheit verleihen. Dein natürlicher Rhythmus wird es dir danken, und du wirst dich bereit fühlen, den neuen Tag mit frischer Energie zu begrüßen.

12. Tipp: Digitale Auszeit für besseren Schlaf - Schalte ab und gönn dir Ruhe

Wie oft haben wir unser Handy nur einen Arm entfernt auf dem Nachttisch liegen? Es ist kaum zu übersehen, dass diese Gewohnheit nicht nur Auswirkungen auf unsere Schlafqualität hat, sondern auch gesundheitliche Folgen haben kann. Daher ist es an der Zeit, bewusst abzuschalten und einige gesunde Gewohnheiten in dein Schlafritual zu integrieren.

Experten betonen seit Langem, dass es ratsam ist, das Handy entweder auszuschalten oder zumindest in den Flugmodus zu versetzen, wenn es sich in der Nähe deines Kopfes befindet. Im Flugmodus senden oder empfangen die Geräte keine Daten mehr, während du dennoch den Wecker nutzen kannst. Und ja, auch der Wi-Fi-Router sollte im Schlafzimmer keinen Platz finden – es wäre ideal, ihn in einem anderen Raum aufzustellen.

Warum das Ganze? Das Abschalten reduziert nicht nur die Strahlenbelastung deines Körpers, sondern minimiert auch das Risiko, durch ständige Benachrichtigungen und die damit verbundene Displaybeleuchtung geweckt zu werden. Selbst die geringe Helligkeit des Displays kann sich negativ auf die Produktion von Melatonin auswirken, jenem Hormon, das für einen gesunden Schlafzyklus verantwortlich ist.

Also, gönn dir und deinem Körper die wohlverdiente Ruhe. Schalte ab, verbanne die elektronischen Ablenkungen aus deinem Schlafzimmer und genieße einen erholsamen Schlaf, der dich frisch und energiegeladen in den neuen Tag starten lässt. Dein Körper wird es dir danken!

13. Tipp: Stilsicherer Schlaf – Dein Dress Code für die Nacht

Schlafanzüge sind nicht nur eine Erfindung der Gemütlichkeit, sondern spielen auch eine entscheidende Rolle für unsere Schlafqualität. Obwohl es nicht zwingend ein Pyjama sein muss, ist es ratsam, auf Nachtbekleidung zu setzen, die nicht nur bequem, sondern auch nicht zu warm ist. Denn nur in lockeren und gemütlichen Outfits können wir uns frei bewegen, ohne Einschränkungen.

Eng anliegende Kleidung mag vielleicht modisch sein, aber sie ist nicht nur unbequem, sondern kann auch die optimale Blutzirkulation behindern. Daher ist es ratsam, sich für luftige und bequeme Kleidung zu entscheiden, die einen erholsamen Schlaf unterstützt. Im Sommer ist es besonders wichtig, leichtgewichtige Kleidung zu wählen, die für angenehme Kühle sorgt. Hier bietet sich auch eine leichte Sommerdecke oder sogar nur ein Laken als Zudecke an.

In den kalten Wintermonaten ist etwas dickere Kleidung durchaus angebracht, solange sie nicht dazu führt, dass du ins Schwitzen gerätst. Deine persönlichen Vorlieben spielen dabei eine entscheidende Rolle – das Wichtigste ist jedoch, dass die Bettkleidung bequem ist und du dich nicht ständig darin zurechtrücken musst.

Dein Schlaf ist ein persönlicher Ausdruck von Wohlbefinden, und die richtige Bettkleidung ist der erste Schritt zu einer erholsamen Nacht. Also, warum nicht mit Stil und Komfort in die Welt der Träume eintauchen? Wähle mit Bedacht, und genieße jede Nacht in deinem individuellen Schlaf-Look.

14. Tipp: Clever trinken - Für einen ungestörten Schlaf und eine reibungslose Nachtruhe

Das klingt zwar simpel, aber manchmal sind es gerade die offensichtlichen Dinge, die wir übersehen. Bevor du dich in die Träume stürzt, lohnt es sich, deinen Wasserkonsum etwas einzuschränken. Warum? Weil niemand gerne mitten in der Nacht aufwacht, nur um festzustellen, dass die Blase protestiert. Also, gönn dir vor dem Zubettgehen vielleicht nur einen Schluck, damit du ungestört durch die Nacht gleiten kannst.

Falls es doch mal vorkommt, dass du nachts aufstehen musst, achte darauf, dass du so wenig Licht wie möglich verwendest. Helle Beleuchtung mitten in der Nacht ist nicht nur für die Augen unangenehm, sondern kann auch den natürlichen Schlaf-Wach-Rhythmus stören. Dies wiederum wirkt sich auf die Produktion von Melatonin aus, dem Schlafhormon, und macht es schwieriger, wieder in den Schlaf zu finden.

Eine abgedunkelte Taschenlampe oder eine spezielle Glühbirne in der Nachttischlampe sind hier die Helden der Nacht. Sie schonen nicht nur deine empfindlichen Augen, sondern sorgen dafür, dass der nächtliche Naturruf nicht zu einem regelrechten Weckruf wird. Also, halt die Balance im Wasserfluss der Nacht und sorge für eine ruhige, störungsfreie Schlafreise!

15. Tipp: Technische Unterstützung für einen sanften Start

In der Ära der Smartphones gibt es kaum etwas, was es nicht für iPhone, Android & Co. gibt. Eines davon ist eine besonders nutzerfreundliche Wecker-App, die nicht nur unseren Schlaf analysiert, sondern uns auch innerhalb eines optimalen 30-Minuten-Fensters weckt, wenn wir uns in der leichtesten Schlafphase befinden.

Erinnerst du dich an diese Tage, an denen der Wecker uns mit seinem schrillen Ton den Tag vermiest, noch bevor er richtig begonnen hat? Oder das Gefühl, dass wir gerade erst eingeschlafen sind, wenn der Wecker uns unsanft aus dem Schlummer reißt? In solchen Momenten wurden wir höchstwahrscheinlich mitten in einer Tiefschlafphase geweckt. Diese Tage beginnen normalerweise nicht unter einem besonders glücklichen Stern – die Konzentration fällt schwer, die Laune ist gedämpft, und soziale Verträglichkeit wird zur Herausforderung.

Hier kommt die App „Sleep Cycle" ins Spiel. Sie nutzt den internen Beschleunigungsmesser deines Smartphones, um deine nächtlichen Bewegungen zu analysieren. Je leichter du schläfst, desto mehr und intensiver bewegst du dich. In der Tiefschlafphase hingegen sind die Bewegungen minimal. Wenn du also zwischen 8.00 und 8.30 Uhr aufwachen möchtest, analysiert die App deine Bewegungen und weckt dich genau dann, wenn dein Schlaf am leichtesten ist.

Vor dem Zubettgehen denke daran, dein Telefon in den Flugmodus zu versetzen. So wird dein Schlaf nicht künstlich gestört, und die App kann präzise und ununterbrochen deine Schlafmuster analysieren. Eine moderne Technologie, die dir zu einem sanften Start in den Tag verhelfen kann – probiere es aus und erlebe, wie sich dein Morgen verändert!

16. Tipp: Natürliche Schlafmittel erkunden

In der Suche nach einem erholsamen Schlaf ist die Welt der natürlichen Schlafmittel ein faszinierender Bereich. Hier gibt es eine Vielzahl von Möglichkeiten, die dir helfen können, in einen tiefen und entspannten Schlaf zu finden, ohne auf chemische Substanzen zurückgreifen zu müssen.

Einer der ersten Ansätze, den du erkunden kannst, sind beruhigende Kräutertees. Kräuter wie Kamille, Pfefferminze, Passionsblume oder Baldrian haben beruhigende Eigenschaften, die sich positiv auf deinen Schlaf auswirken können. Diese Teesorten sind nicht nur lecker, sondern auch eine Wohltat für Körper und Geist. Ein warmes Kräuterteegetränk vor dem Zubettgehen kann eine entspannende Routine schaffen und den Übergang in die Nachtruhe erleichtern.

Darüber hinaus bieten natürliche Schlafmittel in Form von Nahrungsergänzungsmitteln eine interessante Option. Substanzen wie Melatonin, das vom Körper selbst produzierte Schlafhormon, werden in einigen Präparaten auf natürliche Weise extrahiert. Dies kann besonders für Menschen mit Schlafproblemen oder Jetlag nützlich sein, um den eigenen Schlaf-Wach-Rhythmus zu regulieren.

Ein weiterer Aspekt, den es zu entdecken gilt, sind traditionelle Heilpflanzen und ihre Schlaf fördernden Eigenschaften. Die Natur hält eine Vielzahl von Pflanzen bereit, die seit Generationen für ihre beruhigenden und schlaffördernden Effekte bekannt sind. Von Lavendel bis zu Hopfen – die Vielfalt ist groß und bietet Raum für individuelle Vorlieben.

17. Tipp: Wohltuende und beruhigende Düfte

In der Welt des erholsamen Schlafs können beruhigende Düfte einen zauberhaften Beitrag leisten. Die Verwendung von duftenden Elementen wie Lavendel oder Kamille, sei es in Form von ätherischen Ölen oder Duftkerzen, kann eine harmonische und entspannte Atmosphäre schaffen, die den Weg zu einem tiefen Schlaf ebnet.

Lavendel, mit seinem sanften und beruhigenden Duft, ist seit langem für seine entspannenden Eigenschaften bekannt. Das ätherische Lavendelöl kann auf verschiedene Arten verwendet werden – sei es durch das Besprühen von Kissen, das Verdampfen in einem Duftöl-Diffuser oder das Hinzufügen einiger Tropfen zu einem warmen Bad vor dem Zubettgehen. Die natürliche Lavendelduftkerze ist eine weitere Möglichkeit, die beruhigende Wirkung dieses Duftes zu genießen und gleichzeitig eine gemütliche Stimmung im Schlafzimmer zu schaffen.

Kamille, mit ihrem milden und beruhigenden Aroma, ist ebenfalls eine ausgezeichnete Wahl für einen entspannten Schlaf. Ätherisches Kamillenöl kann in verschiedenen Formen genutzt werden, um die beruhigende Wirkung zu entfalten. Ein Kamillen-Duftöl-Diffuser oder eine Duftkerze kann nicht nur einen angenehmen Geruch verbreiten, sondern auch dazu beitragen, Stress abzubauen und den Geist auf die Nachtruhe vorzubereiten.

Die Anwendung dieser wohltuenden Düfte sollte dabei nicht nur auf das Schlafzimmer beschränkt sein. Eine entspannende Duftnote kann auch in anderen Räumen des Hauses, insbesondere in den Abendstunden, eine beruhigende Wirkung entfalten.

Die Wahl zwischen ätherischen Ölen und Duftkerzen liegt ganz bei dir und deinen persönlichen Vorlieben. Ätherische Öle bieten oft eine konzentriertere und direktere Anwendung, während Duftkerzen eine stimmungsvolle und gleichzeitig praktische Option darstellen.

Egal für welche Variante du dich entscheidest, die Verwendung von beruhigenden Düften ist eine einfache und zugleich wirkungsvolle Methode, um eine entspannte Schlafumgebung zu schaffen und dem Körper das Signal zu geben, dass es Zeit ist, zur Ruhe zu kommen.

18. Tipp: Die Magie eines Aufgeräumten Schlafzimmers für erholsame Nächte

Ein aufgeräumtes Schlafzimmer kann einen erheblichen Einfluss auf die Qualität deines Schlafes haben. Wenn der Raum, in dem du schläfst, ordentlich und organisiert ist, schaffst du automatisch eine Atmosphäre der Ruhe und Entspannung. Hier sind einige Gründe, warum es sich lohnt, dein Schlafzimmer aufgeräumt zu halten:

Entspannung und Ruhe: Ein aufgeräumtes Schlafzimmer wirkt beruhigend. Der Anblick von Unordnung kann Stress verursachen und es schwierig machen, abzuschalten. Wenn du hingegen in ein ordentliches Zimmer gehst, fällt es dir leichter, dich zu entspannen.

Ablenkung minimieren: Unordnung kann ablenken und den Fokus von dem ablenken, was wirklich wichtig ist – dein Schlaf. Wenn du eine saubere Umgebung schaffst, reduzierst du potenzielle Ablenkungen und förderst einen ruhigen Geist.

Luftqualität verbessern: Ein aufgeräumtes Zimmer ist einfacher zu lüften und zu reinigen. Eine gute Belüftung und Luftqualität sind wichtig für einen gesunden Schlaf. Staub und Allergene können sich in Unordnung leicht ansammeln.

Wohlfühlatmosphäre: Ein aufgeräumtes Schlafzimmer schafft eine Wohlfühlatmosphäre. Du wirst dich in einem sauberen Raum wohler fühlen und eher dazu geneigt sein, Zeit darin zu verbringen.

Besserer Schlafhygiene: Ein ordentliches Schlafzimmer fördert auch gute Schlafgewohnheiten. Es ist einfacher, eine regelmäßige Schlafenszeit einzuhalten und sich auf den Schlaf vorzubereiten, wenn der Raum aufgeräumt ist.

Denke daran, dass dein Schlafzimmer der Ort ist, an dem du Ruhe und Erholung finden sollst. Durch das Halten der Ordnung schaffst du eine unterstützende Umgebung für einen tieferen und erholsameren Schlaf.

19. Tipp: Deine ideale Schlafposition entdecken

Die Wahl der richtigen Schlafposition kann einen erheblichen Einfluss auf die Qualität deines Schlafes haben. Experimentiere und finde heraus, welche Position dir die maximale Erholung und einen tiefen Schlaf ermöglicht. Manche Menschen bevorzugen es auf dem Rücken zu liegen, während andere seitlich oder auf dem Bauch schlafen. Die ideale Schlafposition ist individuell und hängt von deinen persönlichen Vorlieben und eventuellen gesundheitlichen Bedürfnissen ab. Probiere verschiedene Positionen aus, um diejenige zu finden, die dich am besten unterstützt und zu einem erholsamen Schlaf beiträgt.

Ein guter Ausgangspunkt bei der Suche nach der optimalen Schlafposition ist, sich bewusst zu machen, wie du normalerweise einschläfst und aufwachst. Fühlst du dich morgens steif oder schmerzhaft? Das könnte darauf hinweisen, dass deine aktuelle Schlafposition nicht die beste für dich ist.

Für diejenigen, die auf dem Rücken schlafen, wird oft empfohlen, ein flaches Kissen unter den Kopf und eventuell ein zusätzliches unter die Knie zu legen, um die Wirbelsäule zu unterstützen. Dies kann dazu beitragen, Nacken- und Rückenschmerzen zu reduzieren.

Seitenschläfer sollten darauf achten, dass die Wirbelsäule gerade ist. Ein festes Kissen zwischen den Knien kann helfen, die Hüften auszurichten und den Druck auf die Wirbelsäule zu verringern.

Wenn du auf dem Bauch schläfst, versuche, ein dünnes Kissen zu verwenden, um Nackenschmerzen zu minimieren. Diese Position kann jedoch für einige Menschen Nacken- und Rückenprobleme verschärfen, also sei aufmerksam, wie dein Körper darauf reagiert.

Es ist wichtig zu beachten, dass die ideale Schlafposition auch von persönlichen Vorlieben abhängt. Der Schlüssel liegt darin, eine Position zu finden, die nicht nur deinen Körper unterstützt, sondern auch ein angenehmes Schlaferlebnis bietet.

Experimentiere mit verschiedenen Schlafpositionen, teste verschiedene Kissen und Matratzen, und nimm dir die Zeit, deinen Körper und seine Bedürfnisse zu verstehen. Indem du bewusst nach deiner optimalen Schlafposition suchst, kannst du einen wichtigen Beitrag zu einem erholsamen Schlaf leisten.

20. Tipp: Hol dir professionelle Unterstützung für einen erholsamen Schlaf!

Manchmal, wenn nichts zu funktionieren scheint, ist es an der Zeit, professionelle Hilfe in Anspruch zu nehmen – den Gang zum Schlafspezialisten oder Schlafdoktor. Diese Experten bewegen sich entweder im medizinischen oder psychologischen Bereich und sind speziell ausgebildete Profis mit tiefgehendem Wissen über Schlafstörungen und deren Behandlung.

Es gibt viele Arten von Schlafstörungen, aber ich konzentriere mich auf die vier Haupttypen, die am weitesten verbreitet sind: Schlaflosigkeit, Schlaf-Apnoe, Narkolepsie und das Restless Leg Syndrom (RLS). Um zu entscheiden, wann es Zeit ist, einen Spezialisten aufzusuchen, ist es wichtig, die Symptome dieser Störungen zu kennen.

Beginnen wir mit der Schlaflosigkeit. Menschen, die darunter leiden, haben oft Schwierigkeiten einzuschlafen. Stundenlang im Bett zu liegen und auf den ersehnten Schlaf zu warten, führt meist zu Frustration. Der wenig erholsame Schlaf, den sie bekommen, ist oft unterbrochen, was zu erheblicher Erschöpfung führt und die Betroffenen permanent müde und unkonzentriert sein lässt.

Die Schlaf-Apnoe hingegen ist ernster. Sie führt zu Atemaussetzern im Schlaf, oft aufgrund einer Verengung der oberen Atemwege. Dies kann unter Umständen lebensbedrohlich sein, und Betroffene sollten sofort medizinische Hilfe suchen. Symptome umfassen Schnappatmung, Erstickungsanfälle im Schlaf, verstopfte Nase, Kopfschmerzen und Schmerzen in der Brust.

Die Narkolepsie ist durch plötzlichen, kaum kontrollierbaren Schlafdrang während des Tages gekennzeichnet. Die genauen Ursachen sind noch nicht vollständig erforscht, aber es handelt sich um eine Art Dysfunktion in den Gehirnmechanismen. Betroffene erleben starke Emotionen, Verlust der Muskelkontrolle beim Lachen, optische Visionen und Halluzinationen.

Das Restless Leg Syndrom (RLS) ist der unwiderstehliche Drang, die Gliedmaßen zu bewegen, besonders wenn man sich hinlegt. Dies kann von einem unangenehmen Juckreiz begleitet sein, der schwer zu lokalisieren ist, und in den späteren Stunden des Tages zunimmt. Patienten berichten auch von fortwährendem Zucken der Beine im Schlaf.

Wenn du eines dieser Symptome bei dir feststellst, zögere nicht und suche so schnell wie möglich einen Schlafspezialisten auf. Deine Gesundheit steht an erster Stelle, und professionelle Hilfe kann den Weg zu einem erholsamen Schlaf ebnen.

Schlussgedanken und Ausblick: Dein Weg zu besserem Schlaf

Du hast nun eine Fülle von wertvollen Tipps und Informationen über chronische Müdigkeit und die Förderung eines tiefen und erholsamen Schlafs erhalten. Die Auseinandersetzung mit den Ursachen und Symptomen von Müdigkeit, sei es physischer oder psychischer Natur, ist der erste entscheidende Schritt auf dem Weg zur Besserung.

Die vorgestellten Tipps für einen besseren Schlaf bieten dir eine breite Palette von Ansätzen, die du nach Belieben in deinen Alltag integrieren kannst. Ob es nun darum geht, deine Schlafumgebung zu optimieren, bewusster mit Stress umzugehen oder neue Gewohnheiten zu etablieren – du hast die Macht, positive Veränderungen zu bewirken.

Erinnere dich daran, dass es wichtig ist, geduldig mit dir selbst zu sein. Die Reise zu einem erholsamen Schlaf ist individuell, und nicht jeder Tipp mag für jeden gleichermaßen effektiv sein. Experimentiere mit verschiedenen Ansätzen und finde heraus, welche am besten zu dir und deinem Lebensstil passen.

Vergiss nicht, dass die professionelle Unterstützung von Ärzten und Therapeuten immer eine Option ist, besonders wenn du das Gefühl hast, dass deine Müdigkeit tiefergehende Ursachen hat. Deine Gesundheit ist von unschätzbarem Wert, und es ist absolut legitim, nach Hilfe zu suchen.

Möge dieser Ratgeber dir nicht nur die Werkzeuge geben, um deine Müdigkeit zu überwinden, sondern auch dazu inspirieren, einen tieferen und bewussteren Schlaf zu erleben. Dein Wohlbefinden ist von höchster Bedeutung, und es ist nie zu spät, den Weg zu einem erholsamen Schlaf einzuschlagen.

Schlaf dich fit: Ein Ratgeber für einen revitalisierenden Schlaf und dauerhaftes Wohlbefinden

Fassen wir also zusammen, was wir gelernt haben. Schlaf ist lebensnotwendig, und chronische Schlafprobleme können sich nicht nur auf unseren Gemütszustand, sondern auch auf die körperliche Gesundheit auswirken.

Erholsamer Schlaf hängt von der Umgebung, verschiedenen Faktoren wie Licht, Lärm oder Temperatur und unseren Gewohnheiten ab. Indem wir unseren Körper unterstützen, seinen natürlichen Schlaf-Wach-Rhythmus zu finden und ihn nicht unnötig verwirren, sollten wir keine Probleme haben, regelmäßig zu schlafen und erholt aufzuwachen.

Jeder von uns kämpft einmal mit Schwierigkeiten beim Ein- oder Durchschlafen, und das ist normal. Es besteht jedoch kein Grund zur Sorge, solange dieser Zustand nicht chronisch wird. Die Tipps in diesem Buch sollen dir helfen, deine Schlafhygiene zu verbessern und Tagesschläfrigkeit sowie anhaltende schlechte Laune zu verhindern. Gib dir Zeit, diese Tipps zu verinnerlichen, und gestehe deinem Körper die Zeit zu, darauf zu reagieren.

Dieses Buch ist kein Zauberbuch. Es ist ein Ratgeber, und wie vieles im Leben benötigt auch die Verbesserung des Schlafs ihre Zeit. Wenn du jedoch geduldig und konsequent bist, wirst du früher oder später Erfolg verspüren und schon bald wieder richtig schlafen können.

Falls du jedoch trotz Anwendung unserer Tipps und ausreichender Zeit immer noch ruhelos bist, könnte die Schlafhygiene möglicherweise nicht das Problem sein. In diesem Fall solltest du in Betracht ziehen, an einer ernsthaften Schlafstörung zu leiden, wie im letzten Tipp erörtert. Dies kann sich über Jahre hinziehen, ohne dass es bemerkt wird. Wenn das auf dich zutrifft, suche professionelle Hilfe bei einem Schlafspezialisten. Er kann feststellen, ob du an einer krankhaften Schlafstörung leidest und wie diese am besten behandelt werden kann.

Ich wünsche dir viel Erfolg auf deinem Weg zu einer besseren Schlafqualität und angenehmen Nachtruhe.

Gute Nacht und süße Träume!

Haftungsausschluss

Die Umsetzung aller enthaltenen Informationen, Anleitungen und Strategien dieses E-Books erfolgt auf eigenes Risiko. Für etwaige Schäden jeglicher Art kann der Autor aus keinem Rechtsgrund eine Haftung übernehmen. Für Schäden materieller oder ideeller Art, die durch die Nutzung oder Nichtnutzung der Informationen bzw. durch die Nutzung fehlerhafter und/oder unvollständiger Informationen verursacht wurden, sind Haftungsansprüche gegen den Autor grundsätzlich ausgeschlossen. Ausgeschlossen sind daher auch jegliche Rechts- und Schadensersatzansprüche. Dieses Werk wurde mit größter Sorgfalt nach bestem Wissen und Gewissen erarbeitet und niedergeschrieben. Für die Aktualität, Vollständigkeit und Qualität der Informationen übernimmt der Autor jedoch keinerlei Gewähr. Auch können Druckfehler und Falschinformationen nicht vollständig ausgeschlossen werden. Für fehlerhafte Angaben vom Autor kann keine juristische Verantwortung sowie Haftung in irgendeiner Form übernommen werden.

Urheberrecht

Alle Inhalte dieses Werkes sowie Informationen, Strategien und Tipps sind urheberrechtlich geschützt. Alle Rechte sind vorbehalten. Jeglicher Nachdruck oder jegliche Reproduktion – auch nur auszugsweise – in irgendeiner Form wie Fotokopie oder ähnlichen Verfahren, Einspeicherung, Verarbeitung, Vervielfältigung und Verbreitung mit Hilfe von elektronischen Systemen jeglicher Art (gesamt oder nur auszugsweise) ist ohne ausdrückliche schriftliche Genehmigung des Autors strengstens untersagt. Alle Übersetzungsrechte vorbehalten. Die Inhalte dürfen keinesfalls veröffentlicht werden. Bei Missachtung behält sich der Autor rechtliche Schritte vor.

Impressum

© Mia McCarthy
2024
1.Auflage

Alle Rechte vorbehalten.
Der Nachdruck ist gänzlich wie auch auszugsweise verboten.

Kein Teil dieses Werkes darf ohne schriftliche Genehmigung des Autors in irgendeiner Form reproduziert, vervielfältigt oder verbreitet werden.

Kontakt:
WriteLounge by Peggy Berndt
by Peggy Berndt
c/o Block Services
Stuttgarter Str. 106
D-70736 Fellbach